AF582337

PUBLICATIONS DU *PROGRÈS MÉDICAL*

TRAITEMENT

DE

QUELQUES FRACTURES GRAVES

AU MOYEN

DE PROCÉDÉS ORTHOPÉDIQUES

PAR

Le Dr H. JUDET

Ancien interne des Hôpitaux de Paris.
Docteur ès-sciences.

PARIS
Aux bureaux du PROGRÈS MÉDICAL
41, RUE DES ÉCOLES, 41

1921

TRAITEMENT

DE

QUELQUES FRACTURES GRAVES

AU MOYEN

DE PROCÉDÉS ORTHOPÉDIQUES

PAR

Le Dr **Henri JUDET**,
Ancien interne des hôpitaux de Paris,
Docteur ès-sciences.

A l'heure où le traitement opératoire des fractures est en faveur et montre qu'entre des mains habiles et aseptiques, il est capable de fournir d'excellents résultats, il n'est pas sans intérêt de savoir que les procédés non sanglants sont susceptibles eux aussi d'être perfectionnés et de donner de belles guérisons.

Nous nous bornerons à indiquer dans cet article quelques techniques nouvelles ou renouvelées qui constituent un progrès sur les procédés classiques.

FRACTURES DU COL DU FÉMUR.

Les fractures intra-capsulaires du col passent à juste titre pour graves. Ce sont des fractures qui ne *se soudent pas*. Elles aboutissent à des pseudarthroses qui font souffrir le malade — généralement un vieillard — et l'obligent, soit à garder le lit, soit à marcher avec des béquilles.

Depuis une dizaine d'années on parvient à consolider ces fractures par une opération qui consiste à enfoncer dans l'axe du col une forte et longue vis métallique ; celle-ci doit aller dans la profondeur atteindre la tête du fémur et coapter les fragments ; tel est le principe de vissage du Pr Delbet.

Nous avons pensé que l'on pouvait arriver au même résultat — coaptation intime des surfaces fracturées et, par voie de conséquence, soudure osseuse — par un tout autre procédé.

Nous réduisons ces fractures comme on réduit une luxation congénitale de la hanche : flexion de la cuisse à 90°, puis abduction extrême. Par cette manœuvre le fragment externe se présente à l'entrée du cotyle où il rencontre le fragment interne contenu dans cette même cavité ; un contact intime s'établit et la soudure osseuse devient possible. Un grand spica plâtré fixe la position pendant 45 à 50 jours (voy. fig. 1). Avec cet appareil le malade passe ses journées assis sur une chaise : on n'a plus à redouter ni la congestion pulmonaire ni les escarres du décubitus.

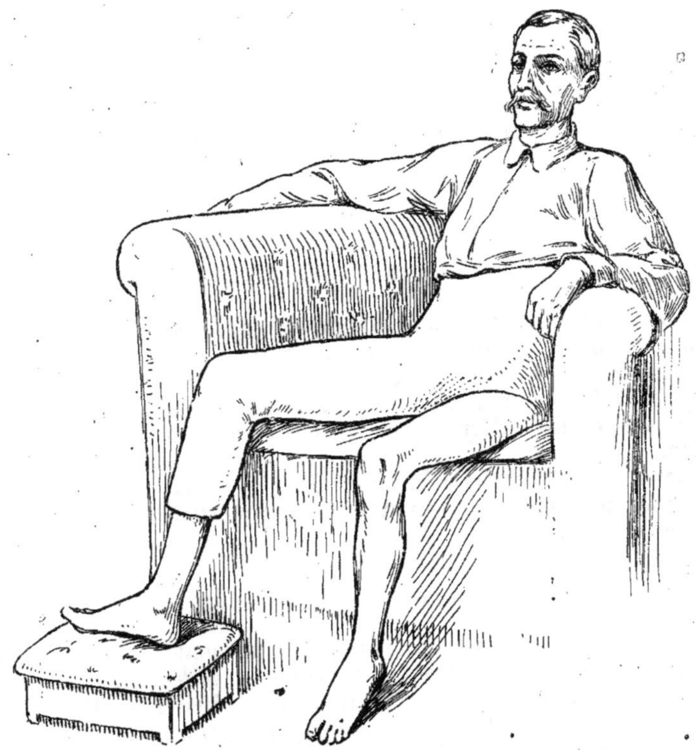

FIG. 1. — *Appareil plâtré pour le traitement des fractures du col du fémur.*

On trouvera les observations de nos quatre premiers malades dans notre communication à l'Académie de médecine (1). A l'heure actuelle nous avons 11 cas (dont trois oc-

(1) JUDET. — Traitement des fractures du col du fémur chez le vieillard par un appareil plâtré en flexion et abduction de la cuisse (*Bulletin Acad. médecine*, 11 janvier 1921.)

togénaires) tous favorables, sauf un. Les observations détaillées seront publiées ultérieurement.

Aujourd'hui, nous voulons seulement marquer le fait acquis : la méthode de réduction et d'appareillage en flexion-abduction est susceptible de conduire à une bonne consolidation les fractures du col du fémur, y compris leurs variétés intra-capsulaires.

Fractures sus-condyliennes du fémur.

Les fractures du tiers inférieur du fémur traitées par les appareils classiques à extension continue (Hennequin, Tillaux, etc.) donnent de si mauvaises réductions qu'on a pro-proposé de leur appliquer systématiquement l'ostéosynthèse (Alglave).

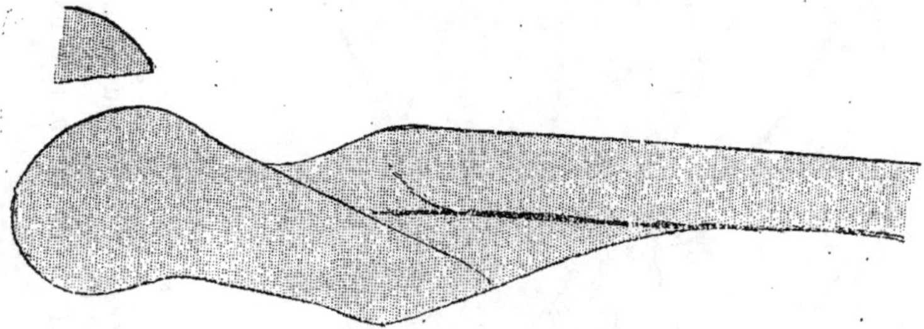

Fig. 2. — *Fracture sus-condylienne du fémur.* Type habituel de la consolidation : persistance de la bascule en arrière du fragment inférieur.

Le dessin ci-joint montre bien la nature du déplacement qu'il faudrait réduire (voir fig. 2). Le fragment inférieur présente : 1° une énorme bascule en arrière par action des muscles jumeaux ; 2° un fort chevauchement par action des muscles longs de la cuisse. Notre procédé consiste à réduire et à maintenir réduit dans la flexion forcée du genou. Cette flexion forcée a le grand avantage de relâcher les jumeaux. Elle tend bien quelque peu les muscles longs antérieurs de la cuisse (quadriceps) mais elle détend les muscles longs postérieurs : il y a compensation.

Les figures 3 et 4 et les légendes annexées donnent une idée nette de la méthode...

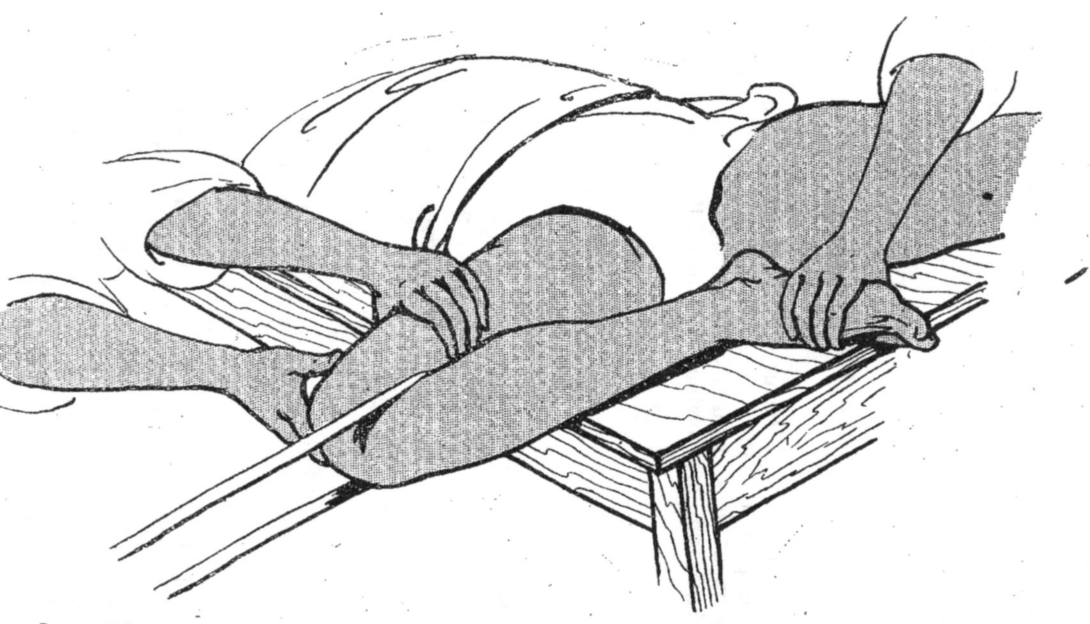

Fig. 3. — *Réduction d'une fracture sus-condylienne du fémur*. Malade endormi ou tout au moins sous l'influence d'une injection sous-cutanée de scopolamine-morphine ; membre fracturé fléchi au maximum, talon aux fesses. Un écheveau de laine est engagé en sautoir dans le creux poplité et soumis à une traction de 60 à 80 kilog. Les deux mains du chirurgien placées sur le foyer de fracture, coaptent pendant qu'un aide fixe le pied en équinisme et empêche la déflexion du genou.

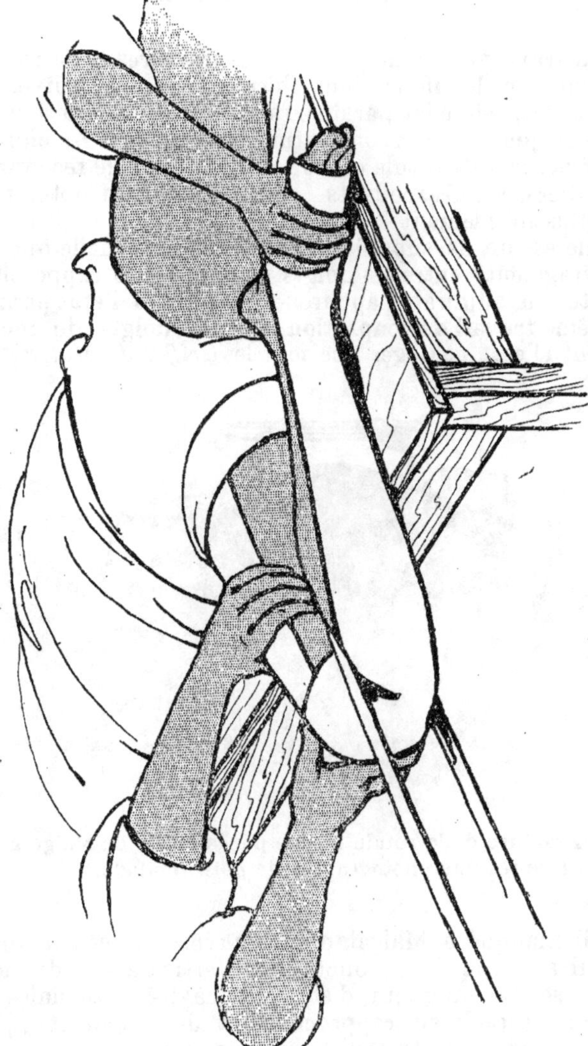

FIG. 4. — *Gouttière plâtrée immobilisant le membre dans l'attitude même où la fracture a été réduite*. **Cette gouttière engaîne le membre sauf au niveau de sa face postérieure. L'extension est continuée jusqu'à dessication complète de l'appareil.**

FRACTURES DE LA ROTULE.

Parler de traitement orthopédique des fractures de la rotule à une époque où les indications chirurgicales sont universellement admises, cela peut paraître faire œuvre de réaction.

Jusqu'à ce jour, nous avons suturé, comme tous les chirurgiens, les fractures de rotule et les résultats, nous le reconnaissons volontiers, sont excellents. Mais ne peut-on obtenir la guérison plus simplement ?

La rotule est un os superficiel, rien n'est plus facile que de saisir les fragments entre les doigts et que de les rapprocher. Or il existe un admirable appareil qui réalise à l'état permanent le même travail de coaptation que les doigts du médecin réalisent à l'état passager : ce sont les *Griffes de Malgaigne.*

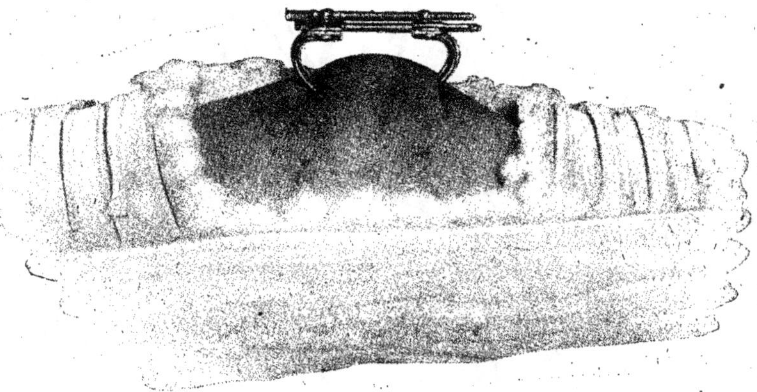

FIG. 5. — Fracture de la rotule traitée par la Griffe de Malgaigne. (D'après une photographie de notre malade).

Qu'a-t-il manqué à Malgaigne pour réussir avec son appareil ? Il lui a manqué de ponctionner l'articulation, de vider l'hémarthrose. Ce sang qui distend la cavité articulaire est d'*emblée* un obstacle au rapprochement des fragments ; *plus tard*, c'est un agent d'arthrite, de raideur articulaire.

A l'époque de Malgaigne, il y a 80 ans, on ignorait l'asepsie : la ponction était une véritable opération non dépourvue de danger ; aujourd'hui c'est une inoffensive intervention de petite chirurgie. Le sang ne se coagule que tardivement dans la cavité synoviale ; en pratiquant 2 ou 3 jours après l'accident la ponction avec aspiration on vide complètement la jointure et on élimine tous les inconvénients de l'hémarthrose. De suite après cette ponction, quatre points d'anesthésie locale à la novocaïne permettent de placer sans douleur les griffes de Malgaigne. L'acte thérapeutique est aussi complet que par l'opération chirurgicale : par la ponction l'article a été vidé de son sang, aussi bien que par l'arthrotomie ; par un fixateur externe amovible, les griffes, les fragments ont été coaptés tout comme par un fixateur interne, à demeure, le fil métallique.

On peut reprocher à cette manière de faire de n'agir en rien sur l'interposition fibreuse et périostique signalée comme étant de règle par les auteurs, interposition qui constituerait un facteur importaut de pseudarthrose.

Mais ces idées classiques répondent-elles bien à la réalité ?

Nous en doutons depuis que — notre attention étant mise en éveil sur ce point de l'anatomie pathologique des fractures de rotule — nous avons, chez nos deux derniers opérés par arthrotomie et cerclage, constaté de visu qu'il n'existait entre les fragments *aucune autre interposition que quelques caillots friables.* L'usage de la griffe chez ces deux malades eût certainement amené les tranches osseuses en contact.

Notre premier cas de fracture de rotule traitée par la ponction et la griffe (15 mai-20 juin 1921) a confirmé toutes nos prévisions : le résultat thérapeutique ne le cède en rien aux meilleurs fournis par l'opération sanglante. L'observation détaillée avec radiographies sera publiée ultérieurement (1).

(1) Toutes ces diverses techniques seront exposées en détail dans notre *Traité des fractures des membres* (2e édition actuellement sous presse).

CLERMONT (OISE). — IMP. THIRON ET FRANJOU.

www.ingramcontent.com/pod-product-compliance
Lightning Source LLC
LaVergne TN
LVHW050521160826
845677LV00004B/1248

* 9 7 8 2 3 2 9 6 1 8 8 9 0 *

Traitement de quelques fractures graves au moyen de procédés orthopédiques / par le Dr H. Judet,...

http://gallica.bnf.fr/ark:/12148/bpt6k14177193

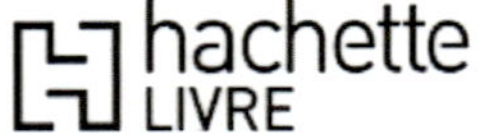

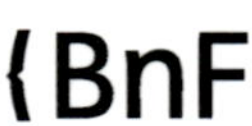

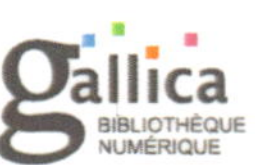

Tableau des ancienes mesures du département de la Seine, comparées aux mesures républicaines (Éd.1799)